MÉTHODE

De Traitement

DE TOUS LES GENRES DE MALADIES

par

LE MEDIUMNISME

ou

MAGNÉTISME SPIRITE

NIMES

DE L'IMPRIMERIE J. ROUMIEUX,

Boulevard des Calquières, 10.

—

1873

MÉTHODE DE TRAITEMENT

De tous les genres de Maladies

par

LE MÉDIUMNISME

ou

MAGNÉTISME SPIRITE

CHAPITRE **I**. — Exposé du Spiritisme

1. Le *Magnétisme spirite* ou *Médiumnisme*, est la combinaison de la science magnétique ou du *magnétisme animal* avec le *spiritisme*.

2. Le Magnétisme a pour principe l'émission et la direction du fluide qui anime le corps humain. Ce fluide est appelé fluide universel par les uns, fluide vital, fluide nerveux ou fluide magnétique par les autres. Nous nous servirons indifféremment de ces quatre dénominations qui sont, pour nous, synonymes.

3. Le Spiritisme est une doctrine qui admet l'existence du fluide vital ; mais une existence individuelle, personnelle. Par ses diverses combinaisons avec un deuxième principe : le principe matériel, ce fluide donne naissance à tous

les êtres organisés. La quantité de fluide nécessaire pour former l'être humain, s'appelle l'*Esprit*. Une fois l'esprit incarné, il devient une personnalité spirite et conserve cette individualité, même après sa séparation d'avec la matière, que cette séparation ne soit que momentanée comme pendant le sommeil ordinaire ou qu'elle soit définitive comme à la mort. Lorsque les deux principes qui constituent l'être humain viennent à se séparer définitivement, la matière redevient inerte et se décompose de diverses manières jusqu'à ce qu'elle soit réduite à son principe même pour servir ensuite à d'autres combinaisons terrestres. Quant à l'Esprit mis en liberté, il passe d'abord à l'état errant et devient une unité dans le monde spirituel, jusqu'à ce que le créateur lui impose une réincarnation nouvelle, suivant les lois d'harmonie générale de l'univers.

4. Pendant son état d'erraticité, l'Esprit n'es[t] pas inactif : il concourt dans les limites de ses moyens et de sa perfection morale, à l'avancement du genre humain. Il devient l'émissaire, l'intermédiaire, le médiateur entre le créateur et la création. Son rôle est d'inspirer à l'homme des idées qui puissent faire avancer celui-ci dans la perfection morale, de lui indiquer la voie la plus directe pour qu'il se rapproche de Dieu, qui est le principe du Bien, la perfection même.

5. L'Esprit libre peut se mettre en rapport direct avec l'Esprit incarné ; seulement il ne

peut agir directement sur la matière sans le secours d'un agent subtil comme l'Esprit lui-même ; mais en même temps combiné déjà avec la matière. Cet agent, c'est le *médium*. De là l'expression de Médiumnisme.

6. Tous les êtres humains peuvent recevoir directement, dans des proportions plus ou moins considérables, l'inspiration, l'influence de l'Esprit ; mais tous n'ont pas l'aptitude suffisante pour transmettre cette influence. Ces différences d'aptitude ont pour cause les différences d'organisation des individus.

Il y a donc des *médiums* excellents, des bons et des médiocres.

7. Ce rapide exposé de la doctrine spirite étant suffisant pour rendre intelligible notre méthode, nous nous arrêtons sur ce sujet. Si l'on veut s'édifier complétement, il faut se reporter aux ouvrages spéciaux d'Allan Kardec, le fondateur du spiritisme.

Quant au magnétisme animal, nous allons en exposer la théorie dans le chapitre suivant.

8. Pour justifier l'application du spiritisme à notre thérapeutique, nous ajouterons que, pour marcher efficacement dans la voie de la perfection morale, l'homme a besoin de toutes ses facultés physiques et intellectuelles ; il a besoin que tous ses organes soient en bonne fonction. En un mot, la liberté d'esprit nécessaire pour raisonner sainement dépend de l'état de la santé.

9. C'est pourquoi les Esprits préposés à la

direction morale d'un individu s'emploieront d'autant plus volontiers à remettre en équilibre une perturbation quelconque dans l'économie animale, que ce sera simplifier leur tâche moralisatrice. Ils se prêteront donc certainement à toute action ayant pour but de rendre la santé.

De là l'intervention des esprits dans le magnétisme curatif, dont l'action bienfaisante se trouve ainsi considérablement augmentée. De là, la combinaison qui fait la base de notre traitement. De là, le MÉDIUMNISME.

CHAPITRE II. — Du Magnétisme Animal.

10. Nous avons dit précédemment que le magnétisme est la faculté d'émettre et de diriger le fluide nerveux.

11. Lorsque les proportions de fluide et de matière qui doivent constituer le corps humain sont normales, c'est la santé parfaite.

12. Lorsque le fluide est insuffisant ou que la circulation n'en est pas régulière, c'est la maladie.

13. Lorsque le fluide est en excès par rapport à l'organisme, c'est la surexcitation nerveuse, l'enthousiasme cérébral, l'exaltation de la sensibilité organique, c'est le somnambulisme.

14. Lorsque le fluide manque, c'est la mort matérielle.

15. Les causes de perturbations organiques sont multiples. L'assimilation du fluide par les organes peut être troublée par une foule d'incidents physiologiques. Le travail physique cérébral ou intellectuel est une des causes les plus ordinaires de déperdition du fluide; mais ici le remède est à côté du mal : le sommeil remet tout en équilibre. Si la somme de fatigue excède la somme de sommeil réparateur, l'assimilation est insuffisante et, dans un délai plus ou moins long, la maladie survient.

16. L'alimentation insuffisante, les variations atmosphériques, les soucis, les passions, les chagrins, les émotions violentes, surtout les émotions tristes, les lésions externes des organes, sont autant de causes de troubles dans l'assimilation ou la circulation du fluide vital et, par conséquent, de maladies.

17. Prise au début, une perturbation organique, locale ou générale, est bien vite équilibrée par la restitution, à l'organe affecté, de la quantité normale de fluide vital.

18. Certains médicaments ont la propriété de développer plus vivement l'assimilation du fluide vital ou de favoriser le rétablissement de la circulation fluidique. Qu'elle s'appelle allopathique ou homéopathique, c'est la médecine usuelle. Dans ce cas, l'effet est le même que celui de l'action médiumnique, seulement il est plus lent.

19. L'homme possède l'admirable propriété

de disposer à son gré de tout le fluide vital qui ne lui est pas absolument nécessaire à l'état de santé parfaite. Il peut donc, par sa seule volonté, l'émettre en dehors de lui-même et le diriger sur tel ou tel objet. La déperdition se rachète par la nourriture, le sommeil, l'air, la lumière, l'électricité; en un mot, par l'aspir du milieu ambiant. Certains corps sont plus absorbants que d'autres. Ainsi, l'eau et les liquides, en général, les étoffes, excepté la soie, le bois, le papier, certains animaux comme les chiens, les chats, les serpents, sont aptes à recevoir et à conserver assez longtemps le fluide vital de l'homme.

Mais c'est surtout sur son semblable que l'influence fluidique de l'homme se fait sentir. Il n'est personne qui n'ait remarqué que l'influence de l'homme fort sur l'homme faible, de l'homme énergique sur l'homme pusillanime, de l'homme en parfaite santé sur l'homme malade, se manifeste spontanément. Ces influences spontanées, tellement fréquentes qu'elles n'étonnent personne, sont incontestablement dues à la fascination magnétique.

20. Si donc un individu, exhubérant de santé, imprègne de son fluide puissant, abondant, un individu malade, il lui restitue l'élément qui lui manque. Sous cette influence bienfaisante du fluide vital qui le pénètre, le malade ne tarde pas à rentrer dans son état normal.

21. L'acte par lequel l'homme complet, vi-

vifie par le fluide vital l'individu momentanément incomplet s'appelle *magnétisation*.

22. La magnétisation est d'autant plus efficace, d'autant plus sensible, d'autant plus prompte, que la différence est grande entre la constitution organique du magnétiseur et celle du magnétisé.

23. L'influence magnétique de l'homme est relativement plus puissante que celle de la femme. Cela tient à l'organisation plus forte chez l'un que chez l'autre. D'où l'on peut conclure avec juste raison que c'est parmi le sexe dit faible que l'on rencontre les meilleurs sujets magnétiques.

24. De ce qui précède, on est amené à dire que l'influence spirite, jointe à l'influence magnétique, ne peut faire qu'en corroborer les effets bienfaisants. C'est pour cette raison que nous n'hésitons pas à tirer de ces deux méthodes, séparément curatives, une méthode qui, tout en étant nouvelle et complétement inédite, nous a donné des résultats bien plus rapides, bien plus complets qu'aucune autre.

25. Heureux donc de pouvoir mettre à la disposition de chacun un moyen infaillible de guérir là où la médecine soulage quelquefois, de soulager là où elle tue souvent, permettez-nous, cher lecteur, de vous donner notre recette, dans laquelle vous pouvez avoir toute confiance. Du reste, vous ne risquez rien de l'essayer, lors même que vous ne croiriez pas à son effi-

cacité, car, on peut bien l'avouer, notre médication est la plus économique, la plus simple, la plus douce, la plus agréable, la plus discrète, la plus facile de toutes les médications. Avec notre méthode, il n'est pas besoin de potions désagréables, pas besoin que le médecin voie, palpe, scrute, ausculte ; il suffit de la présence et de la bonne volonté d'un parent, d'un ami, pour que vous soyez promptement remis en parfait état de santé.

CHAPITRE III. — **De la Médiumnisation.**

26. Nous n'avons fait qu'indiquer très sommairement, dans les deux chapitres qui précèdent, les bases sur lesquelles s'appuie notre méthode. Notre cadre restreint ne nous permet pas de nous étendre davantage sur le spiritisme et sur le magnétisme. Nous renvoyons les personnes qui voudraient s'instruire davantage aux remarquables ouvrages qui ont été écrits sur ces matières par M. Allan Kardec, pour le spiritisme, et par MM. de Puységur, Deleuze, Teste, Frapart, de Lausanne, Comet, etc., pour le magnétisme.

Pour nous, nous nous bornerons, quant à présent, à développer la manière de pratiquer le médiumnisme.

27. Nous tenons, cependant, à faire connaître au lecteur que nous ne nous dissimulons pas les difficultés de la tâche que nous nous im-

posons , difficultés que peut seule nous faire surmonter notre inébranlable conviction , notre foi profonde et inaltérable. Conspué , bafoué, tourné en dérision , nous n'en continuerons pas moins notre route , persuadé que les gens sérieux ne condamnerons pas notre méthode sans l'avoir essayée. Or , nous ne demandons qu'un *essai loyal* pour nous justifier.

Cela posé , voici nos prescriptions.

§ 1er. — CONSEILS AU MALADE.

28. Dès que vous ressentez les premières atteintes d'un mal quelconque , prenez vos dispositions pour que , même à l'insu de votre médecin, (si vous avez jugé à propos de le faire appeler et que ce médecin soit l'ennemi du magnétisme) vous soyez libre pendant plusieurs jours de suite à la même heure. Nous disons *plusieurs jours*, dans le cas où le mal serait assez grave pour résister à une première médiumnisation.

29. Si le hasard voulait que votre médecin fût magnétiseur, n'hésitez pas à vous livrer à lui avec confiance , car vous êtes déjà à moitié guéri.

30. Dans le cas contraire , choisissez dans votre entourage un homme sérieux, intelligent, bienveillant, sympathique, robuste , énergique et en parfait état de santé. Cette dernière condition est de toute rigueur , car il tombe sous le sens que celui-là serait un bien mauvais

magnétiseur, qui aurait besoin d'être magnétisé lui-même.

31. Votre choix fait, dites-lui ce que vous attendez de lui et si, comme nous ne pouvons en douter, il accepte ce rôle tout de confiance, donnez-lui votre heure pour une séance très prochaine.

52. Que votre appartement ne soit pas trop froid ; 16 à 20 degrés au moins. Ne tolérez auprès de vous, pendant la séance, que très peu de personnes. Que celles que vous admettrez vous soient sympathiques. Eloignez avec soin les rieurs faciles, les plaisants, les bavards ; en un mot, tous les importuns.

55. Si vous n'êtes pas alité, placez-vous bien commodément dans un fauteuil, la tête appuyée au dossier, isolez-vous autant que possible, n'ayez pas de distractions et que rien ne vous fasse oublier que, dès ce moment, vous ne devez plus avoir d'autre volonté que celle de guérir. Devenez un être absolument passif, ne redoutez aucune conséquence fâcheuse ni désagréable pour vous et abandonnez-vous ainsi, confiant et tranquille, à votre magnétiseur.

Ayez seulement de la bonne volonté et surtout de la persévérance, car les effets du magnétisme étant graduels et d'abord presque insensibles, il pourra arriver que plusieurs séances soient nécessaires pour produire un résultat marquant. D'ailleurs, les médications les plus douces sont incontestablement celles dont l'effet est le plus certain en même temps qu'il est le moins fatiguant pour l'organisme.

§ 2. — PRINCIPES DE MÉDIUMNISATION, PRESCRIPTIONS AU MAGNÉTISEUR.

54. Lorsque vous êtes choisi pour médiumniser un malade, je vous le dis, vous pouvez être fier, car vous avez dans la main le pouvoir de le rendre à la santé. C'est un beau rôle et vous pouvez être assuré d'avance que si la réussite, comme ce n'est pas douteux, couronne vos efforts, vous en ressentirez un immense mais légitime orgueil.

Vous devez, conséquemment, vous vouer, pendant plusieurs jours si c'est nécessaire, à cette noble tâche.

55. Comme cela résulte du choix que l'on a fait de vous, vous devez être sérieux, énergique et en bonne santé. Si cette dernière condition n'était pas rigoureusement remplie, votre effet serait faible et même nul. Il est donc de votre devoir de faire, avant d'accepter la tâche, votre intime examen de conscience et de décliner l'offre, si cet examen n'est pas satisfaisant.

56. Il n'est pas nécessaire que vous ayez foi ni au spiritisme ni au magnétisme ; il suffit que vous ayez une intention bien arrêtée, une volonté énergique de faire du bien au malade.

57. Nous vous recommandons, toutefois, et tout particulièrement, d'avoir de la

persévérance et de ne pas vous rebuter si vous n'apercevez pas d'amélioration dans l'état du malade dès les premières séances. Nous le répétons, notre médication est douce et quelquefois lente, mais soyez certain que, lors même qu'ils ne se manifesteraient pas violemment, les résultats bienfaisants ne se feront pas attendre. Du reste, l'influence magnétique se produit toujours en raison directe de la nature et du degré de gravité de la maladie.

58. Après vous être assuré que rien, pendant 50 ou 40 minutes, ne viendra vous déranger, asseyez-vous en face du malade, sur un siége un peu plus élevé que le sien. Ayez soin d'être libre de vos mouvements et de vous débarrasser de tout vêtement qui pourrait vous occasionner de la gêne.

Placez vos pieds à côté et en dehors de ceux du patient, vos genoux touchant ses genoux, et saisissez-lui les mains de façon que vos pouces touchent les siens par les faces palmaires, les autres doigts enveloppant le revers de sa main.

59. Il est utile que vous ayez plutôt chaud que froid et que vous soyez tourné vers le midi ; c'est-à-dire dans la direction des courants magnétiques universels.

40. Lorsque vous êtes dans la position indiquée précédemment, recueillez-vous et n'ayez aucune préoccupation étrangère à l'acte que vous allez accomplir. Le plus grand silence doit régner parmi votre entourage qui devra

être, d'ailleurs, aussi restreint que possible :
une ou deux personnes seulement.

41. Faites ensuite une invocation mentale
aux bons esprits, afin qu'ils corroborent votre
action ; puis, fort de vous-même, confiant en
votre puissance, concentrez dans votre regard
toute la somme de volonté dont vous êtes capa-
ble et fixez brusquement, par un bond, vos
yeux pétillants d'effluves magnétiques sur
ceux du malade, à la naissance du front, entre
les sourcils.

42. Arrivé là, que votre regard pèse de tout
le poids de votre énergie sur le patient. Représentez-vous deux faisceaux de rayons fluidi-
ques, pénétrant le cerveau de votre sujet dans
toutes ses parties, et y transportant votre volonté pour se substituer à la sienne, devenue
nulle.

43. Lorsqu'au bout de 5 à 10 minutes, vous
remarquez une chaleur égale entre vos pouces
et ceux de votre sujet ; que, d'un autre côté,
se produisent chez lui des signes non équivo-
ques d'influence reçue, tels que contraction de
la bouche, des ailes du nez, occlusion ou cli-
gnement des paupières, salivation avec déglutition, mouvements spasmodiques, soupirs,
portez vos mains sur la tête du patient, la paume
légèrement inclinée vers son visage et à quelques centimètres de distance.

44. Dans cette position, représentez-vous
des faisceaux de fluide s'échappant de vos

doigts, surtout du pouce et de l'auriculaire et venant renforcer le fluide de vos yeux, pour imprégner, saturer le cerveau de votre sujet. Faites des *jetées* de fluide sur la tête et principalement sur le front et les yeux, en fermant d'abord les mains et les retirant vers vous comme pour prendre en vous-même du fluide, puis en jetant ce fluide sur le sujet, sans le toucher, tout en ouvrant brusquement les mains.

45. Les jetées doivent toujours être faites sur le sommet de la tête ou sur le front, de haut en bas ; à chaque jetée, vous descendez lentement vos doigts ouverts à 5 ou 4 centimètres de distance du sujet, jusque sur ses yeux, où vos doigts semblent commander aux paupières de se fermer, aux yeux de s'apesantir, à tout son être de dormir.

46. Formulez bien en vous même cette pensée, que votre sujet ne peut vous résister, qu'il sommeille, qu'il DOIT DORMIR, qu'il DORT du sommeil magnétique.

47. Vous pouvez, pour ne pas vous fatiguer, faire des jetées d'une seule main pendant que l'autre se repose. Vos regards continueront à peser sur le milieu de l'arcade sourcilière.

48. Après quelques jetées, si vous vous apercevez que le patient donne des signes de malaise ou d'inquiétude, demandez-lui s'il a mal à la tête, ce qui est probable, ou si la déglutition est embarrassée, ce qui est possible. Dans l'affirmative, faites-lui indiquer le siége

du malaise ou de l'engorgement, et dissipez aussitôt ces symptômes par quelques passes verticales, faites avec une grande détente musculaire, depuis le sommet de la tête jusqu'aux genoux, les mains étant ouvertes, en passant devant le visage et l'épigastre. Arrivé aux genoux, rompez brusquement à droite et à gauche, fermez les mains et ramenez-les sur le front. Représentez-vous, en faisant les passes, que le fluide suit vos mains et se répand uniformément par tout le corps en dégageant les endroits engorgés.

49. Continuez ensuite les jetées sur les yeux, les oreilles, la bouche, l'épigastre, pendant 20 à 50 minutes, et interrogez ensuite le sujet sur ce qu'il ressent. Demandez-lui s'il va dormir, dans combien de temps, et s'il se sent bien à l'aise.

50. Dans ce cas, si vous n'êtes pas fatigué (car, fatigué, vous n'opérez plus), continuez les jetées et les passes pendant le temps indiqué par le sujet pour produire le sommeil, et arrêtez-vous.

51. S'il dort, (ce qui arrive bien rarement à la première séance), votre sujet vous désignera la nature de sa maladie, son siége, et les moyens infaillibles pour amener une prompte guérison.

52. Le plus souvent, le malade vous dira de magnétiser fortement l'endroit affecté, en y accumulant une grande quantité de fluide. Suivez

ses indications. D'autres fois , il vous dira de *chasser* le mal. Dans ce cas, faites, sur la partie malade, quelques passes de dégagement, comme si vous vouliez arracher le mal et le jeter au loin.

53. Les passes de dégagement se font transversalement, soit avec une seule main, soit avec les deux mains, la paume tournée un peu en dehors. Ces passes se font vivement, de gauche à droite avec la main droite, et de droite à gauche avec la main gauche, en faisant claquer les doigts.

On accélère le dégagement au moyen d'insufflations froides sur la partie affectée.

54. Les affections peu graves, les malaises, les maladies aiguës d'un caractère bénin, disparaissent toujours à la première médiumnisation, surtout si elle a amené le sommeil magnétique.

55. Dans les maladies graves ou chroniques, il faut plusieurs médiumnisations pour guérir le malade. Quelquefois, celui-ci prescrira des médicaments ou des opérations. Dans ce cas, il faut prendre bonne note de ses prescriptions, car, en les suivant à la lettre, vous êtes sûr d'un prompt et complet succès.

56. Lorsque le malade est endormi, il faut lui demander combien de temps il désire dormir et se conformer en cela à ses indications. Cependant comme, en état de sommeil. le sujet se trouve parfaitement bien, il fera quel-

quefois des difficultés pour être réveillé. Amenez-le alors, tout doucement, au but que vous vous proposez, en lui faisant comprendre qu'il est de son intérêt de se réveiller, qu'un plus long sommeil le fatiguerait outre mesure. Puis, aussitôt que vous le verrez fléchir dans sa résolution, procédez à la démagnétisation.

57. La démagnétisation s'opère au moyen de passes de dégagement sur le front, sur les yeux, sur la bouche, sur l'épigastre et sur tout le corps. Des insufflations froides, rapides, sur la tête, accélèrent beaucoup le réveil magnétique. Il est bien entendu que les passes de dégagement, ainsi que les insufflations froides, doivent être faites en vue et avec la volonté de réveiller le sujet.

58. Une lassitude générale succède presque toujours au réveil. Quelquefois, le sommeil naturel se produit. Il est donc nécessaire de laisser le sujet en repos. Il s'étirera les membres, se palpera, se demandera où il est, regardera autour de lui, d'abord sans voir, puis, finalement, reprendra conscience de lui-même ; mais sans ce souvenir de rien de ce qui s'est passé pendant son sommeil.

59. Celui-là est un sujet hors ligne qui tombe, dès la première séance, dans le sommeil magnétique. Il est probable qu'après quelques séances, il deviendra extatique. Mais les phénomènes de somnambulisme artificiel sortant de notre cadre, nous n'en parlerons

pas ici. Cependant, nous nous ferons un véritable plaisir de renseigner, par lettres, les personnes qui nous feraient l'honneur de nous consulter à ce sujet.

CHAPITRE IV. — **Observations générales.**

60. Comme les affinités ou sympathies magnétiques n'existent pas également entre tous les individus, il peut se faire qu'un magnétiseur réussisse pleinement là où un autre a échoué. Si donc 5 ou 6 séances sérieusement faites ne produisaient pas de résultats notables, il faudrait changer de magnétiseur. Mais le cas est rare où il faille recourir à ce moyen.

61. Lorsque l'influence se fait attendre plus de 2 séances, il est bon de mettre le malade au régime de l'eau ou de la tisane magnétisée.

62. Tout objet peut être magnétisé pour servir à transmettre l'influence. Le plus souvent, on magnétise les étoffes, les liquides. La magnétisation se fait au moyen de jetées et d'insufflations chaudes. Il faut dix minutes pour magnétiser un verre d'eau, cinq minutes pour imprégner un morceau de flanelle, lequel est souverain pour les douleurs rhumatismales. Un objet magnétisé conserve son efficacité pendant plusieurs jours. Il est bon que la magnétisation soit faite en vue de la guérison de tel ou tel malade.

63. Il est bien entendu que, pour guérir un

malade, il n'est pas absolument nécessaire qu'il arrive au sommeil magnétique.

Pour des douleurs locales, il n'est même pas besoin de magnétiser à grands courants : une simple magnétisation locale suffit.

Deux ou trois minutes d'insufflations chaudes calment les douleurs rhumatismales les plus violentes.

64. Nous ne saurions trop répéter que toute médiumnisation, même locale, n'a d'effet qu'autant que l'opérateur agit avec la volonté la plus énergique de faire le bien. L'appel aux bons Esprits corrobore très efficacement l'influence fluidique.

65. Lorsque, chez certains sujets, soumis pour la première fois à l'action fluidique, il survient des crises nerveuses, il est de toute nécessité, pour pouvoir calmer facilement ces crises, que l'opérateur ne se trouble nullement et qu'il reste invinciblement maître de lui-même. Il suffit de quelques passes longitudinales faites à muscles détendus pour calmer le sujet.

66. En cas de crise, il faut bien se garder de démagnétiser précipitamment le sujet. Au contraire, il faut continuer à le charger avec calme, mais avec énergie, jusqu'à ce que la crise soit passée, ce qui, du reste, n'est pas long.

Toutefois, il est bon de magnétiser à une certaine distance si on redoute une crise, ou si la crise produit.

Les crises nerveuses sont rares, et encore ne se reproduisent-elles jamais à la deuxième séance.

67. Évitez de magnétiser de bas en haut, cela peut occasionner des transports au cerveau, l'apoplexie. Il faut donc s'habituer à fermer les mains en remontant vers le front, pendant les passes longitudinales.

68. L'on peu magnétiser pendant tout le temps que l'on n'éprouve pas de fatigue ; c'est à dire qu'en général, on peut opérer efficacement pendant trois quarts d'heure à une heure. Il n'y a pas d'inconvénient à laisser un sujet endormi jusqu'à ce qu'il demande lui-même à être réveillé. Le magnétiseur ne peut quitter un sujet endormi sans que celui-ci éprouve des inquiétudes. Il ne faut donc pas, autant que possible, s'éloigner pendant le sommeil.

69. A une première séance, lorsque le sujet n'a éprouvé que peu d'influence, il n'y a pas non plus d'inconvénient à ne pas le débarrasser de votre fluide, surtout si vous devez continuer l'expérience. De cette façon, le sujet s'incorpore mieux ce fluide, et se trouve d'autant mieux disposé à recevoir votre influence à la séance suivante.

70. N'oubliez jamais de vous informer auprès du sujet que vous magnétisez s'il n'a pas mal à la tête. Dans l'affirmation, dégagez aussitôt.

71. Le malade doit bannir de son esprit toute crainte, toute appréhension. Quoi qu'il puisse

lui arriver , ce ne peut être que du bien pour sa santé , lors même que l'opérateur serait peu expérimenté ou qu'il magnétiserait mollement.

72. Evitez d'être vêtu d'étoffes en soie lorsque vous voudrez vous faire magnétiser, la soie étant un mauvais conducteur du fluide. Cette étoffe peut provoquer des mouvements spasmodiques chez le sujet , ainsi que des fourmillements insupportables dans les membres.

73. Rien n'empêche que plusieurs personnes magnétisent à la fois le même malade, à la condition, toutefois , que les opérateurs soient en parfaite communion de volonté : celle de faire du bien , et aussi qu'ils éprouvent , autant l'un pour l'autre que pour le malade, une sympathie marquée.

74. Lorsqu'un malade subit plus facilement et plus docilement une influence qu'une autre , il doit choisir de préférence le magnétiseur qui produit cette influence. Cependant , il est bon de ne changer de magnétiseur , pendant la période curative, que lorsque l'action ne se fait sentir que faiblement après trois ou quatre séances.

75. Il n'est pas plus indispensable pour le magnétiseur que pour le magnétisé d'avoir une grande foi au magnétisme ; mais il ne faut pas, naturellement, que ni l'un ni l'autre en soient les ennemis, car , quel résultat pourrait-on attendre d'une médication que l'on croirait mal-

faisante? Quant au magnétisé, s'il est incrédule à la première séance, soyez persuadé qu'il ne le sera pas à la troisième.

76. Si l'on obtient le sommeil, lucide ou non, on ne peut se livrer à des expériences nombreuses sans fatiguer le sujet. Il faut donc, dans ce cas, se borner à faire les questions ayant trait à la guérison, à moins que le sujet ne manifeste l'intention d'être interrogé.

77. Evitez de magnétiser ou de vous faire magnétiser avant que la digestion ne soit faite ou tout au moins assez avancée, car il pourrait se produire des congestions.

78. Plus on magnétise, et plus les facultés d'émission du fluide se développent. Si vous êtes parvenu à endormir un sujet, le sommeil se produira ensuite d'autant plus promptement que vous l'endormirez souvent.

79. Si vous devez opérer sur un malade alité, vous ne pouvez guère magnétiser que d'une main. Comme, en général, c'est la main droite qui est la plus familière, placez-vous à côté du lit, à la *droite* du malade, pour plus de commodité. Si vous employez préférablement la main gauche, placez-vous à sa gauche.

CHAPITRE V. — Des Maladies que l'on peut traiter par le Médiumnisme avec plus particulièrement de succès.

80. J'emprunte à l'excellent livre de M. de Lausanne *(Elément du Magnétisme animal)*, la nomenclature des maladies ou affections dont la magnétisation ordinaire a amené la guérison. Je cite par ordre alphabétique :

Abcès, aliénation mentale, ankylose, anorexie, aphtes, apoplexie, assoupissements périodiques, asthme, atonie, atrophie des jambes.

Battements dans la tête, blessures (suite de), bourdonnements d'oreilles, brûlures.

Cachexie scrofuleuse, cancer occulte et suites, catarrhe, catalepsie avec ou sans convulsions, cécité, chancres, coup de feu (suite d'un), chûte (suite d'une), coliques, contusions, convulsions, coup de sang, coup de soleil et suites, couche (fausse) et suites, crachement de sang et suite, crampes, crispations.

Dartres vives, érysipélateuses, dartreuse (humeur), débilité générale, délire, dépôt à la tête, au sein, au pied, dépôt de lait, descente d'intestins, de matrice, diarrhée opiniâtre, douleurs de tête, d'oreilles, de dents, de poitrine, d'estomac, de ventre, de bas-ventre, de reins, de matrice, d'entrailles, de rate, au côté gauche, dans tous les membres, par tout le corps, dyssenterie.

Eblouissements, échauffements, écrouel-
leuse (humeur), effort et suites, enflure des
jambes, engorgement périodique des ovaires,
engorgement général, des viscères, squirrheux
à la matrice, entorse, épanchement de lait,
de bile, épilepsie avec ou sans tremblement,
épuisement, éréthisme, érysipèle, esquinan-
cie, étouffement, étourdissements continuels,
exténuation.

Faiblesses d'estomac, de nerfs, fiévre in-
termittente, continue, étique, lente, chaude,
bilieuse, putride, inflammatoire, maligne,
milliaire, nerveuse, vermineuse, fleurs-blan-
ches, fluxion de poitrine, fluxion humorale à
la tête, fluxion aux yeux, aux oreilles, à la
joue, sur les dents, au larynx, catarrhale,
fistules lacrymales, maxillaires, foulures,
flux hépatique, frayeur (suite d'une).

Gale, gale repercutée, gale (suite d'une),
ganglion, glandes au sein, glandes squirrheu-
ses, goîtres, gonflements d'estomac, à la joue,
à la rate, goutte vague, sciatique, sereine.

Hémiphlégie, hémorroïdes, hernie, humeur
âcre, dartreuse, hydropisie locale, de poitrine,
du bas-ventre, générale, hydropique (tumeur),
hypocondrie, hystérique (affection), hystérique
(suffocation).

Incontinence d'urine, indigestion et suites,
inflammation aux yeux, imbécilité, jau-
nisse.

Langueur, lassitude de membres, léthargie,
loupes.

Maladies chroniques , épidémiques, vermineuses, mercurielles, marasme, maux de nerfs, migraine.

Obstructions aux foies, à la rate , au mésentère , à la matrice , générales, oppressions de poitrine , d'estomac , ophtalmie.

Pâles couleurs , palpitations, panaris , paralysie des bras , des jambes, du côté droit , du côté gauche , partielle , quotidienne , perte de sang , plaies à la jambe , pleurésie, phlegmasie chronique , phthysie pulmouaire, de naissance , point de côté , polype , pustules.

Rachitis , règles irrégulières , surabondantes , rétention d'urine , rétrécissement du rectum , rhumatisme chronique , général , rhumatismales (douleurs), rhume de cerveau et suites , rougeole et suites.

Scorbut , sciatique , sommeil convulsif , spasmes, squirrhe , staphylôme , suffocations , suppressions de règles , surdité , syncope , syphilis.

Taie, teigne (suite d'une), tétanos , toux sèche , transpiration supprimée , tremblement , tuméfaction du bas-ventre , des deux genoux , du pied , tumeur à la tête , par tout le corps.

Ulcère , au scrotum , à la matrice , scrophuleux.

Variole , vapeurs , vertiges , vomissements habituels , spasmodiques , périodiques , de sang , vue trouble , vue faible.

81. Les fièvres inflammatoires , prises au

début , ont toujours été traitées avec succès; et quelques-unes ont été guéries avec une promptitude surprenante. Dans les fièvres réglées , on a obtenu les résultats les plus satisfaisants, même dans celles qui avaient résisté à toutes les ressources de la médecine.

82. C'est particulièrement dans tous les genres d'obstruction que les effets du magnétisme sont remarquables. On possède , sur cette maladie , des relations de traitement du plus haut intérêt.

83. Le succès le plus complet et le plus rapide a toujours couronné les traitements de glandes au sein ; cette maladie si cruelle ; qui nécessite souvent la plus douloureuse opération, est une de celles sur lesquelles l'influence du magnétisme est la mieux constatée.

84. La paralysie offre plusieurs observations. Dans quelques-unes de ces observations, quoique la maladie fût ancienne , le magnétisme a produit des effets surprenants. Dans d'autres , il n'a apporté que du soulagement et quelque amélioration. Quand aux affections récentes , elles ne résistent que rarement à l'application du magnétisme.

85. Quelques phthysies pulmonaires ont été guéries.

86. Dans les chûtes violentes , le magnétisme , employé sur le champ , prévient tous les accidents et calme la douleur.

87. Les maux accidentels, comme les douleurs de tête, les maux d'estomac, les coliques, etc., sont ordinairement dissipés par un quart d'heure de magnétisation.

88. Les douleurs rhumatismales, sont, en général, enlevées comme par enchantement.

Enfin, il n'est point de cas où l'emploi du magnétisme ne puisse être utile

Voilà ce que dit M. de Lausanne.

89. Nous ajoutons que tous les individus qui sont aptes à recevoir l'influence magnétique au 5me degré; c'est-à-dire qui arrivent au sommeil magnétique, peuvent être très promptement guéris de *toutes* les maladies et affections *quelconques, même de celles réputées incurables*, et cela sans autre médication que le fluide vital.

90. Un sujet magnétique à l'état de sommeil, voit la maladie, non-seulement en lui-même, mais encore chez les autres. Il en décrit la nature, le caractère, en indique le siége, le degré, en prévoit la durée et peut indiquer les moyens de guérison les plus prompts et les plus sûrs.

91. L'action médiumnique suivie, exerce les effets les plus heureux et les plus remarquablement bienfaisants sur les tempéraments lymphatiques; elle enrichit et purifie le sang appauvri, elle facilite au plus haut degré le travail de la puberté chez les jeunes filles.

CHAPITRE VI. — Epilogue.

92. Pour terminer ce petit opuscule, nous dirons que, inspiré d'une foi ardente, rempli d'une conviction inébranlable, animé d'un inextinguible désir de réhabiliter et de propager le magnétisme, trop longtemps méconnu ou persécuté, nous ne nous laisserons arrêter, ni par le sarcasme, ni par la raillerie. Aux ennemis déclarés de notre méthode, à ceux dont le rôle semblerait être de mettre un éteignoir partout où ils voient une clarté, à ceux dont l'intérêt, le mercantilisme ou l'orgueil d'une prétendue science font un devoir d'enrayer tout progrès dans la crainte de se voir démasqués où traités d'ignorants, nous n'avons rien à dire. Pas de polémique à engager avec eux. Il n'y a de pareils sourds que ceux qui ne veulent pas entendre, dit le proverbe. Nous dirons : il n'y a de tels ignorants que ceux qui ne veulent pas apprendre. Nous savons d'avance que ces gens-là nieraient l'évidence la plus flagrante. Nous en appelons au témoignage des plus célèbres magnétiseurs, de l'illustre Mesmer lui-même, qui dut abandonner la France par suite des persécutions sans fin que lui firent subir les corps, dit savants, de l'époque. Et certes, nous sommes loin d'avoir l'orgueilleuse prétention de nous comparer, même de loin, à ce grand homme.

93. Nous nous adressons aux gens de bonne foi, crédules ou incrédules, qui aiment la

science et cherchent à s'instruire. A ces personnes-là, nous dirons : Si vous ne croyez pas au succès, essayez, et vous serez bientôt convaincus. Après tout, il n'y a rien à risquer. Si notre méthode est sans effet, elle ne vous fera pas de mal. Si elle produit un résultat quelconque, ce ne peut être que du bien. Or, nous savons d'avance que si vous opérez avec une sérieuse bonne foi, vous obtiendrez d'heureux effets, et cela, *dans tous les cas possibles*. Avec le magnétisme, pas d'instruments effrayants ou ridicules, pas de potions écœurantes, pas de médicaments nauséabonds. De plus, une discrétion profonde, car le magnétiseur a cela de bon sur le médecin, c'est qu'il n'a besoin ni de voir, ni de toucher, ni d'ausculter.

94. Maintenant, vous nous direz : Mais, le difficile n'est pas de suivre vos prescriptions qui, en effet, sont d'une grande simplicité pour le malade ; le difficile, c'est de trouver le guérisseur. Non, ce ne doit pas être difficile. Il ne peut se faire que, dans votre entourage, il n'y ait pas un homme sérieux, sympathique et robuste, qui ne se fît un grand plaisir de consacrer à votre guérison l'admirable faculté que le créateur a mis à sa disposition, et qui ne lui coûte qu'un peu de bonne volonté et de persévérance pendant quelques jours, en petit comité.

Qu'il ne craigne pas le ridicule, l'homme que vous avez choisi !

Le ridicule ne peut l'atteindre, parce que

c'est un homme supérieur ; le sarcasme tombe émoussé, à ses pieds, parce qu'il RÉUSSIT.

95. Si l'on avait besoin de nos conseils, il est entendu que nous nous ferions un devoir de les donner par lettre, notamment pour diriger des expériences qui auraient pour but de développer la lucidité chez un bon sujet ainsi que, du reste, pour toutes les choses du ressort de la science magnétique.

96. Comme quelquefois, un malade préférera l'assistance d'un praticien, il pourrait se faire que nous pussions mettre à sa disposition les lumières et l'expérience d'un de nos nombreux amis ou correspondants.

Dans certaines circonstances, nous pourrions nous-même prêter notre concours personnel à des malades intéressants au point de vue pathologique.

A l'occasion, nous pouvons disposer d'un excellent sujet pour des soirées expérimentales et pour consultations *de toute nature*.

Il n'y a, dans tous les cas, qu'à nous écrire EXACTEMENT à l'adresse ci-dessous, en joignant 1 franc en timbres-poste pour la réponse.

H. GONZAGUE, à Lyon.

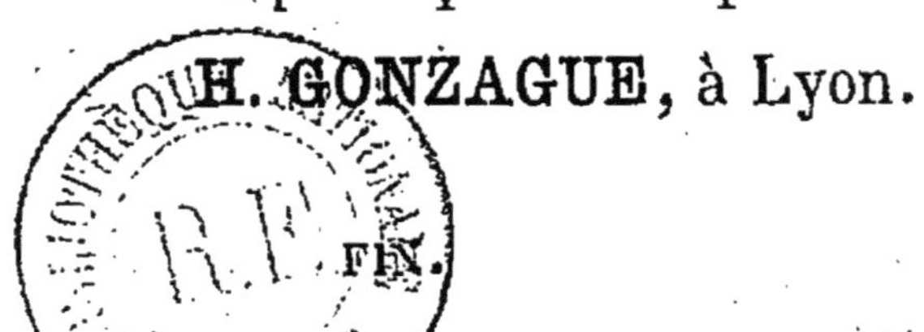

FIN.

NOTA. — Les mots *Magnétiser*, *Médiumniser*, employés dans le cours de cet opuscule, ont la même signification.

9 782019 264307